OVERVIEW

変わりつつある精神医療システム構築

山之内 芳雄
YAMANOUCHI Yoshio
国立精神・神経医療研究センター精神保健研究所

KEY WORD

精神科入院医療，入院率，退院率，再入院，精神障害にも対応した地域包括ケア

1. 近年の精神科入院医療

精神科入院医療を取り巻く環境は，時代とともに変化している．薬物療法の進歩はもちろんのこと，人口の高齢化に伴う認知症の増加，精神疾患に対するスティグマの変化，急性期医療にシフトした診療報酬改訂など，枚挙にいとまがない．そのなかで精神科の入院患者さんの動向はどうなっているのか，全国的なデータを概観したい．

2. 入院患者数の変遷

厚生労働省「患者調査」[1]での精神科入院患者の年代別入院率を，1999年と2014年で比較し，図❶に示す．ほぼすべての年代で入院率は減少している．全年代では12.7％減少しており，とくに40歳代では約半分ほどに減っている．近年人口の高齢化で認知症の増加が言われているが，ここで示した入院率は年代ごとの人口10万人あたりの割合であり，認知症を含めた高齢者においても，その割合は減少していることがわかる．しかし，新規入院件数は「精神保健福祉資料」[2]によると，1999年6

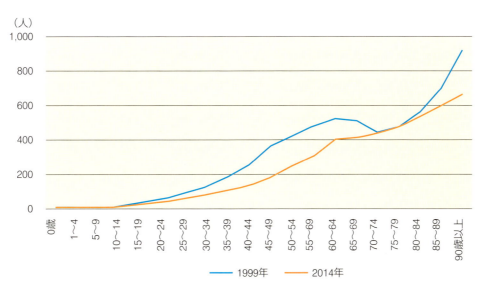

図❶ 1999年と2014年の年代ごとの精神科入院率
(厚生労働省「患者調査」[1]より引用)

OVERVIEW

表❶　1999年と2014年の入退院の動向

	1999年	2014年	増減	
時点入院者	260 （人口10万対）	227	12.7%	⬇
1ヵ月間の新規入院件数	26,889件 （6月入院件数）	31,669	17.7%	⬆
1年以内退院率	85.1%	88.3%	3.2%	⬆

（厚生労働省「病院報告」[3]より引用）

月が 26,889 件から，2014 年 6 月は 31,669 件と 17.7% 増加している．新規入院件数は増えているのに時点の入院者は減少している理由は，在院期間の短期化であると考えられる．厚生労働省「病院報告」[3]による精神科入院患者の平均在院日数は，1999 年は 390 日であったが，2014 年は 281 日に減少している．また，新規入院患者の 1 年以内の退院率は「精神保健福祉資料」によると，1999 年 6 月入院者は 85.1% であったが 2014 年 6 月入院者では 88.3% になっている．新規入院した者は，1 年以内により多くが退院できるようになり，結果，平均在院日数が減少していることがうかがえる（表❶）．

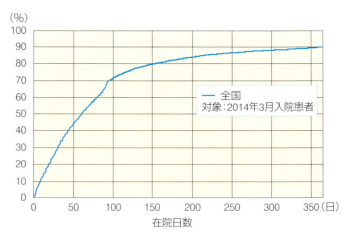

図❷　退院率
（国立精神・神経医療研究センター精神保健研究所精神保健計画研究部「精神保健福祉資料」[5]より引用）

3. 退院と再入院について

さらに，2016 年から全国すべての診療レセプトのデータベース（National Database：NDB）[4]を集計解析して，精神医療の診療実績として「新精神保健福祉資料」[5]を公表している．2014 年 3 月の新規入院患者が，その後 1 年間にどのように退院できているかを図❷に示す．3 ヵ月目を挟んで急速に 7 割ほどが退院し，1 年間では 90% が退院している．精神科救急病棟や精神科急性期治療病棟の普及が影響していると考えられた．では，退院した者が地域に定着できているかについて，NDB を用いて再入院率がはじめて集計された．図❸に 2014 年 3 月に退院した者が，精神科に再入院したかどうか 1 年間追跡したものを示した．1 年間で 3 分の 1 以上の者が再入院しており，退院後 30 日前後に 5% ほど急速に伸びていることがわかった．この傾向は全国すべての都道府県で同様に現れていた．この 30 日前後の再入院の伸びは，診療報酬の要件では考えられず，さらには 1 年以上の入院を経た者のほうがより顕著であった．長期入院者を努力して地域移行させても，その後の地域定着がむずかしいことが考えられた．

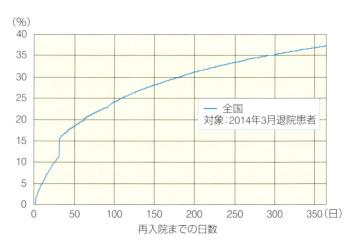

図❸　再入院率
（国立精神・神経医療研究センター精神保健研究所精神保健計画研究部「精神保健福祉資料」[5]より引用）

4. 再入院の減少と地域定着促進に向けて

このように，近年の精神科入院医療をデータで見てみると，新規入院の増加→早期退院の促進→地域定着の困難さがうかがえる．入退院が増え病棟業務が忙しくなり，地域生活を見据えた包括的な診療がむずかしくなっ

ているのかもしれない．2018年度からはじまる第7次医療計画[6]では，「精神障害にも対応した地域包括ケア」が掲げられ，外来医療の充実や障害福祉・介護事業との連携など，地域基盤整備が求められている．先に示した新規入院者には，再入院者も含まれることから，地域定着を促進→再入院の減少をはかることで，近年忙しくなっていると思われる病棟業務を適正化しより効果的な精神医療を行えるよう，医療計画の方針を実践していくことが求められる．

文献

1) 厚生労働省患者調査　http://www.mhlw.go.jp/toukei/list/10-20.html
2) 国立精神・神経医療研究センター精神保健研究所精神保健計画研究部精神保健福祉資料（630調査）http://www.ncnp.go.jp/nimh/keikaku/data/630/
3) 厚生労働省病院報告　http://www.mhlw.go.jp/toukei/list/80-1.html
4) 厚生労働省レセプト情報・特定健診等情報の提供に関するホームページ　http://www.mhlw.go.jp/stf/seisakunitsuite/bunya/kenkou_iryou/iryouhoken/reseputo/index.html
5) 国立精神・神経医療研究センター精神保健研究所精神保健計画研究部：精神保健福祉資料（医療計画・障害福祉計画関連）http://www.ncnp.go.jp/nimh/keikaku/data/
6) 厚生労働省：これからの精神保健医療福祉のあり方に関する検討会報告書（概要）　http://www.mhlw.go.jp/file/05-Shingikai-12201000-Shakaiengokyokushougaihokenfukushibu-Kikakuka/0000152027.pdf

EXPERT OPINION

新しい精神科専門医制度

武田 雅俊
TAKEDA Masatoshi

藍野大学

KEY WORD

精神科専門医制度，日本専門医機構，新専門医制度，精神科研修プログラム，サブスペシャルティ

1. 精神科領域における専門医制度の発足

精神科領域における専門医制度の議論は，1961年に日本精神神経学会に「学会専門医制に関する委員会」が設置されたときにはじまる．しかしながら，精神科医のなかには，専門医制度は学会員のなかに格差を是認することにつながる制度であるとして反対する意見も多く，なかなか実現しなかった．1987年の精神保健法改正がおこなわれて，とくに人権上適切な配慮を必要とする精神科医療において患者の人権を擁護するうえで一定の資質を備えた医師として精神保健指定医の資格が国家資格として制定された．その間に麻酔科専門医を筆頭にほとんどすべての臨床科における専門医制度が開始され，精神科領域においては，精神保健指定医の資格が精神科専門医と同等の資格として代用されていた．臨床諸科のなかでも専門医制度を有しないのは精神科だけという状況となり，1999年5月に「学会認定医制導入のための提案」（いわゆる山内答申）が承認された．そして2002年の臨時評議員会および総会において「精神科専門医制に関する基本方針」が採択され，臨床科のなかでは最も遅い時期となったが，精神科専門医制度が誕生した．

第1回認定は，2004年度に施行され，精神科医として診療に従事しており一定の要件を満たした者に対する面接試験によって10,498名が認定されたが，その合格率は平均96.5％であった．一方，精神科専門医制度にしたがって一定の研修を修了したうえで認定試験を受けて，精神科専門医となった者は762名であり，合格率は平均75.3％であった．2014年12月現在で両方を合わせて合計11,260名の専門医が認定されている．

2. 新専門医制度のはじまり

日本精神神経学会は，2015年6月の第111回総会時の代議員会において，日本専門医機構のもとでの新しい精神科専門医制度を構築するとの方針を決定し，同年11月の臨時代議員総会において「精神科専門研修プログラム整備基準」と「精神科専門医更新基準」を承認し，両基準に基づく精神科専門医規則とその細則とを決定した．

日本専門医機構は，厚生労働省による「専門医の在り方に関する検討会最終報告（2013年4月）」を受けて，わが国の専門医の育成と認定を統一的に扱う第三者機関として2014年7月に設置された組織であるが，当時の日本専門医機構（池田康夫理事長）は，2016年度中に研修プログラムを公示して各プログラムへの専攻医を募り，2017年4月から新しい制度の下での専門研修をはじめることを想定し，最初の専攻医が新制度での研修を修了する2020年からは，すべての専門医が新しい制度での認定を受けるというスケジュールが組まれていた．

ところが，2016年7月に専門医機構の体制が刷新され，吉村博邦（北里大名誉教授）理事長，松原謙二（日本医師会副会長）副理事長，山下英俊（山形大学医学部長）副理事長とする体制が発足した．精神科領域からは

神庭重信日本精神神経学会理事長と森隆夫日本精神科病院協会理事が新理事として活動している．

専門医機構は，2017年度は現行の制度でおこない，2018年度をめどに新制度に移行することを決定したが，日本精神神経学会も2017年度は現行のままでおこない，2018年度から新しいプログラム制に移行することを決定し発表した．

専門医機構は，新整備基準を公表し柔軟な運用を目指すとの方向性の下に，財務状況の改善，事務局員の補充などがはかられた．新整備基準では，地域医療への配慮から，①大学病院以外の病院も基幹施設となれる基準とする，②常勤の専門研修指導医が在籍しない施設でも，医療の質を落とさないことを条件に，研修施設群に加わる，③行政，医師会，大学，病院団体などからなる「各都道府県協議会」との事前協議をすることが盛り込まれることになり，さらにより柔軟な運営を目指して，妊娠・出産・育児等の理由により，研修を中断した場合の配慮をすること，研修プロセスを重視する研修プログラム制のみではなく，到達目標で質を担保する研修カリキュラム制も必要に応じて認めることになった．精神経学会においても専門医機構から公表された新整備基準に基づき，精神科整備基準の修正をおこない公表した．

3. 精神科研修プログラムの現状

前述したように当初は新プログラムによる研修は2017年度開始とされていたことから，2016年3月までに149プログラムが決定されていた．開始が1年遅れることになり，2017年3月までに新たに5プログラムが追加された．そして，都道府県協議会からの意見をふまえて，可能な限り各都道府県に複数のプログラムを用意するための調整がなされ，1県内に1プログラムだけの県を大幅に減らす努力をして，13プログラムが追加されて，合計166の精神科研修プログラムが決定された．

精神科研修プログラムは概ね大学と大学以外の基幹施設が半々となっている．このことは精神科医療の実態とよく合っており評価できる．専門医制度が地域医療の崩壊を後押ししかねないとの危惧は精神科研修に関する限り心配する必要はないものと思われる．しかしながらプログラムによっては定員をはるかに上回る数の関連施設を抱え，実際には多数の関連施設すべてに専攻医が赴くことは困難と思われるプログラムも存在する．精神科としては毎年500名の専門医を養成することが必要と思われるので，各研修プログラムに可能な限り応募してくれる人が増加することを期待したい．精神神経学会ではこれまで旧制度の下で研修医を受け入れてきた施設にはできるだけ新制度での研修に参加していただくように求めてきたが，当初の専門医機構の整備基準に盛り込まれた最低でも指導医1名を必要とするとの要件のために関連施設として参画できなかった施設もあると聞くが，この基準も新整備基準により柔軟に運用することが取り決められており，全国の精神科診療施設が協力して新専門医制度における新人研修の負担を担っていくという機運を大切に進めていきたい．また，これまでの努力によっても，県内に1プログラムしかない所も存在しており，今後も修正と追加が加えられていくと思われるが，精神科研修プログラムは現時点で166プログラムあり，総定員1,140人となっている．

4. 精神科領域サブスペシャルティについて

ようやく基本領域の専門医制度がスタートしたが，つぎにはサブスペシャルティの問題が控えている．現在，日本精神神経学会の委員会では，精神科基本領域の上にどのようなサブスペシャルティを設置するかの議論がなされている．委員会では，①国民にわかりやすい目安になるような専門医であること，②医師の間で情報が共有され，紹介や連携に役立つこと，③アカデミックな立場から必要とされる専門性もありうること，などの論点に沿いながら議論が進められている．

精神科領域のサブスペシャルティとして専門医制度を希望されている学会との協議を重ねながら議論が進められているが，課題も多い．サブスペシャルティ学会員の大部分が精神科医である場合には，精神科基本領域での研修内容とサブスペシャルティ学会による研修内容をどのように擦り合わせるかという問題がある．また，サブスペシャルティ学会の会員が複数の基本領域にまたがる場合には，精神科をその基盤とする人と，それ以外の基本領域を基盤とする人との間にサブスペシャルティ専門医として要求される研修内容が異なるし，場合によっては，基本領域の異なるあるサブスペシャルティ専門医の

Expert Opinion

間に求められる要件も異なってくるのかもしれない．また，精神科医がごく一部しかいない学会について精神科領域のサブスペシャルティとして認めて良いかどうかも議論が分かれるポイントであろう．日本精神神経学会の委員会においては，精神科基本領域として本来必要なサブスペシャルティは何であるのかという議論を重ねながら検討が進められている．

精神科医療における次期診療報酬改定に向けた中医協議論と展望

馬屋原　健
MAYAHARA Ken
光の丘病院

KEY WORD

医療・介護同時改定，認知症治療病棟入院料，精神科救急入院料，措置入院患者の退院支援計画，
治療抵抗性統合失調症治療薬

はじめに

2017年11月8日の中央社会保険医療協議会（中医協）総会にて報告された医療経済実態調査の結果から，病院全体の経営状況が悪化傾向にあることは明らかである．しかし，2018年度診療報酬改定での本体マイナス改定を示唆していた財務省は，調査結果を赤字体質の国公立病院の割合が高いためと分析し，「前回改定時より損益はむしろ改善している」と報告して，日本医師会（日医）や病院団体は激しく反発した．日本精神科病院協会（日精協）の山崎会長は声明で，精神科病院における医業収益の伸び率はマイナス0.5％へと低下し，損益率については2015年度の0.2％から2016年度はマイナス1.1％へと一気に赤字に転じた結果に懸念を表明した．精神科病院の設備投資の伸び率がマイナス21.1％と，設備投資の抑止による血のにじむ経営努力の結果である点にも留意を要する．

1. 2018年度診療報酬改定は医療・介護同時改定ではあるが…

団塊の世代が75歳以上となる2025年を目安に，増大かつ多様化する医療介護ニーズに対して限られた資源で対応できるように，医療・介護現場でのサービス提供体制を効率的なものに転換する必要があるとの共通認識のもとで，新たな持続可能な社会保障制度の枠組み作りに向けて大きく踏み出す節目の医療・介護同時改定と目されてきた．しかし，長年廃止を議論されてきた介護療養病床が介護医療院へと転換する方向性が決まり，療養病棟入院基本料2にも実質6年間の経過措置が容認されるなど，抜本的制度改革というよりも地域包括ケアシステムの構築に向けた緩やかな地ならし的な意味の同時改定となる見通しである．

2. 精神科医療における次期診療報酬改定に向けた中医協議論の進捗状況

精神科入院料は安い，格安である！　2017年の中医協における精神科医療の個別の議論以上に，目を引いて離さなかったのは，6月7日の診療報酬調査専門組織での発表以降何度も中医協の場に登場する各種入院料の1日平均単価を比較したグラフ（図❶）のインパクトである．回復期リハビリテーション病棟3,632点や地域包括ケア病棟2,905点には遠く及ばず，医療法上の医師配置基準が同じ48：1である療養病棟入院基本料1（20：1）の1,842点や同2（25：1）の1,453点とくらべても，精神病床の認知症治療病棟1の1,277点は断トツに安いことがあらためて示された．精神科技術料評価の低さと包括範囲の広さ（算定可能な診療行為が少ない）が根本的な問題であると再確認する機会となった．

個別事項として中医協で議論されたのは，7月26日の入院医療（その5）で触れられた認知症治療病棟入院料を例外として，10月18日の個別事項（その4）に集約される．すなわち，措置入院患者の退院後支援計画策定など退院後の継続的支援への評価，精神科救急医療体制の再構築，急性期病棟における行動制限時の濃密な対処へ

Strategy 1

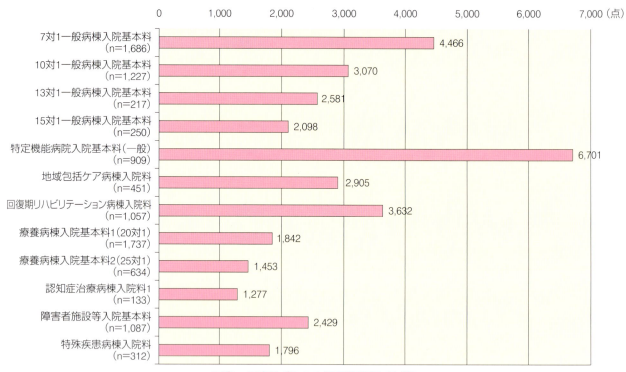

図❶ 入院料ごとの1日平均単価（点数）

※1件あたりレセプト総点数を入院日数で割った平均値.
調査日時点で算定している入院料で分類をしており，当該月に他入院料を算定していた場合，その点数も含まれるため，たとえば当該月に集中治療室や急性期病棟等から調査対象病棟に転棟している患者の場合は，調査日に入院している病棟の入院料だけでなく，急性期病棟等の入院料が含まれている（専門病院入院基本料は有効回答なし）.

〔平成28年度入院医療等の調査（患者票）より〕

の評価，治療抵抗性統合失調症治療薬（クロザリル）薬剤料の精神療養病棟入院料等における包括外での算定，向精神薬の多剤投与要件厳格化など，中医協で議論された課題と論点が例年1月半ばに提示される「これまでの議論の整理（現時点での骨子）」にどうした形で残るであろうか．

以下に，現時点での個別進捗状況と見通しを述べる．

3. 措置入院患者の退院後の継続的な支援への評価

2016年の障害者施設殺傷事件を背景に，精神保健福祉法改正の議論がおこなわれ，措置入院患者の退院後の継続的な支援の充実が提言されたことを受けて，診療報酬で評価しようという内容であり，同法案が廃案となった後も，診療報酬先行の形でも評価すべきとの医療課の立場が中医協でも明言されている．ガイドラインは定まっていないが，入院中に策定される退院後支援計画に則ってフォローアップする受け手への評価が基本とされ，計画策定を実施する送り手側への評価が欠落する事態が懸念される．

4. 精神科救急医療体制の再構築

中医協では，精神科救急・合併症病棟での重症度は別格として，精神科救急入院料と精神科急性期治療病棟の入院患者のGAF（global assessment of functioning：機能の全体評定）分布に大差がない点，救急入院料届出医療機関数と病床数が増加傾向にある点，救急入院料病棟では救急搬送・警察搬送患者や措置入院患者が多い点などが議論された．日精協は，救急入院料および急性期治療病棟における緩和と見直しを日医への重点要望3項目の1つとして提出しており，在宅移行率を中核アウトカム評価とすることが性急な退院促進を招き再入院リスクを高めている点を含めて，救急入院料と16対1医師配置の急性期治療病棟の合理的な機能分化を目指した要件緩和と見直しを求めている．また，措置入院＝重症救急患者ではないこと，夜間・休日の受診件数/入院件数は予測可

能な入院を除いた救急視点で評価されるべきこと等，適切な精神科救急医療体制の構築に資する評価のあり方という観点での共通理解を深めている．

5. 治療抵抗性統合失調症治療薬（クロザリル）薬剤料の包括外での算定

治療抵抗性統合失調症患者の多くが精神療養病棟に入院していると推察される．こうした患者に対する高額な薬剤料が診療報酬上評価できるようになれば，諸外国とくらべて圧倒的に使用率が低いと不当に批判されているわが国でも使用が促進され，医療計画における基盤整備に寄与すると考えられる．そのためには，薬剤料の外出しに終わらず，検査や処方等の仕組みそのものであるクロザリル患者モニタリングサービス（clozaril patient monitoring service：CPMS）に関連するコストが広く評価されることが望ましい．「重度かつ慢性」の定義付けは決着したと思われているが，安西班は今でも活動しており，クロザリルの使用歴を前提にする原理主義的発想が再浮上することも念頭に置く必要はある．

6. 睡眠薬・抗不安薬の多剤投与要件厳格化

薬物依存はますます社会問題化しており，かつ精神科医療においては治療の対象である．現在，精神科以外において，ベンゾジアゼピン系薬剤が漫然と多用されていることは問題である．しかし一方で，精神科医療のなかで適切に使用されるならばベンゾジアゼピン系は安価で有用な薬剤であり，代替薬として思い浮かぶ薬剤の有用性や薬価を考慮すると，今後もできるだけ有効に処方したい薬剤である．3改定連続で向精神薬多剤投与を制限する執拗な動きには，「羹に懲りて膾を吹く」過度に懲罰的方向に向かわないよう慎重さを求めたい．当然，ベンゾジアゼピン系ではない抗不安薬，睡眠薬の扱いには慎重な検討を要する．

7. 認知症治療病棟入院料の長期点数逓減の是正

認知症治療病棟入院料の長期点数引き上げは，介護療養病床である老人性認知症療養病棟からの移行を想定して持ち上がった議論であった．すなわち，介護保険上1人1日当たり1,600〜1,700単位が算定可能な（介護配置20対1の）認知症療養病棟との入院期間61日以上の長期点数での大きな段差をなくす作業が必要と考えられたからである．現在の認知症治療病棟1は，はじめの1ヵ月以内での認知症の行動と心理症状（behavioral and psychological symptoms of dementia：BPSD）治療を評価する代わりに長期を引き下げる2012年度改定の影響で在院期間61日以上での逓減がきつく，30〜60日の1,501点と61日以降の1,203点との間で折り合うことが当初は検討されていた．ところが，介護療養病床からの転換に6年間の経過措置が認められたことで，段差を一気に埋める必要がなくなったのを理由に，61日以降の入院料の引き上げへの今回改定での期待は萎みつつある．代わりに，認知症夜間対応加算の拡充，認知症患者リハビリテーション料の算定期間延長や認知症ケアを評価する加算の新設，および抗認知症薬等特定薬剤の包括からの外出しが検討されている．1日4時間にわたる生活機能回復訓練が何の対価もなく施設基準とされているのは，さまざまな加算算定が可能な介護保険の設えとくらべて不合理であり，同時間帯での精神科作業療法の実施を可能とする方向への是正が求められる．

おわりに

既報の通り，次期診療報酬改定率は，本体＋0.55％（医科＋0.63％），薬価マイナス1.65％，材料価格マイナス0.09％と決まった．しかし，圧倒的に人件費率が高い精神科病院にとって，これでは給与費上昇分にも足らない．低廉な精神科医療費が，その本体部分において真っ当な評価を受けるよう願いながら，今後，この改定率が精神科医療現場で実現可能な形にどう具体化されるのかを注視したい．1月下旬には公表される，点数を抜いた個別改定項目，通称"短冊"の内容に注目が集まる．個別点数も含めた最終答申がおこなわれるのは2月初旬とみられている．

本稿は2018年1月に執筆いただきました（編集部）．

STRATEGY 2

精神科看護における診療報酬改定のポイント

吉川 隆博
KIKKAWA Takahiro
東海大学健康科学部看護学科

KEY WORD
精神科急性期，入院医療，隔離・身体拘束，夜間配置，認知行動療法

はじめに

2017年2月に厚労省が取りまとめた「これからの精神保健医療福祉のあり方に関する検討会報告書」では，新たな地域精神保健医療体制のあり方について，精神障害者にも対応した地域包括ケアシステムの構築が打ち出された．そこで2018年度診療報酬改定では，地域包括ケアシステムの構築に向けた，精神科看護の評価が期待されるところであるが，これまでの診療報酬改定の議論では，退院支援や精神科訪問看護など，精神科看護に関連した議論は目立たない．一方，精神科急性期入院医療に関する議論において，精神科看護に注目した検討がおこなわれているのはポイントである．

ここでは，中央社会保険医療協議会（中医協）における，2017年10月18日（第364回）の「個別事項（その4：精神医療）」[1]における議論の経過と，2018年1月10日（第382回）に提出された「これまでの議論の整理（案）」[2]の資料にもとづき，精神科看護に係る改定に向けたポイントを紹介する．

1. 精神科急性期入院医療に関する改定のポイント

今回の中医協の議論（第364回）で示された資料をみると，精神科救急入院料および精神科急性期治療病棟入院料を算定している病棟など，精神科急性期入院医療における患者の特徴としては，入院時GAF（global assessment of functioning：機能の全体的評価）スコアが21～30と症状が重い患者が多く入院している．また精神科救急入院料を算定している病棟では，救急搬送・警察搬送および措置入院患者数が占める割合が高い．

そのような精神科急性期入院医療では，患者の病状や医療的ニーズに対応しつつ，患者の病状回復や療養中の安全・安心を重視した，手厚い看護ケアが提供できる体制が求められる．

今回の中医協の議論では，精神科急性期入院医療のなかでも隔離・身体拘束中の患者に注目し，その看護援助および夜間の看護人員配置について検討がおこなわれた．中医協の議論において隔離・身体拘束の看護に視点を当てて検討がおこなわれることははじめてである．

現在，精神科医療における隔離・身体拘束への診療報酬上の対応としては，医療保護入院等診療料において隔離・身体拘束の行動制限をおこなう患者の一覧性台帳を整備するとともに，行動制限の最小化を目的とした委員会の設置が設けられている．これらの対応はおもに行動制限の期間短縮等（最小化）を目標としたものであった．

今回の中医協の議論では，隔離・身体拘束中の患者に対する看護援助として，いずれも手厚い「観察」がおこなわれていることが調査結果より明らかにされている．ついで「安楽」，「排泄の世話」の看護援助が多かった．確かに臨床では，身体拘束を例にとると病棟の看護者が15分ごとに患者の観察・記録をおこなっている状況が少なくない．もちろん観察・記録は24時間を通じて実施されており，中医協の議論においても夜間帯の観察が頻回におこなわれていることが調査資料より示されている．

そこで平成30年度診療報酬改定の論点（第364回）と

して，精神科急性期入院医療において行動制限（隔離・身体拘束中）が求められる状況があることをふまえて，患者の状態に応じた適切な医療が確保できる体制の確保と，その評価のあり方を検討することが示された．

患者の状態に応じた適切な医療が確保できる体制の確保とは，中医協の議論の経過からは，隔離・拘束中に24時間を通じて手厚い観察等をおこなうことができる看護体制をめざしていることがポイントとなっている．その目的としては，隔離・拘束中に生じる二次障害等を防ぐなど，患者の安楽・安全の確保強化という狙いがあるのではないだろうか．ただし，そのためにはとくに看護人員配置が少なくなる夜間の看護体制を手厚くする評価の創設がポイントである．これまでの議論の整理（案）では，「精神科救急入院料等における身体拘束等の行動制限の最小化の取り組みを推進するため，看護職員の夜間配置に係る評価を新設する」と明記されていることから，現在よりも手厚い夜間配置が実現できることが期待される．

確かに隔離・身体拘束中の患者の安全の確保強化は重要課題であるが，精神科看護としては隔離・身体拘束を要する状態の患者への看護ケアを向上し，隔離・身体拘束に頼らない体制づくりをめざすことが重要な課題となっている．隔離・身体拘束の実施が看護者の配置が少なくなる夜間帯に多くなることをふまえると，今回の診療報酬改定を足がかりとして，精神科急性期入院医療における夜間の看護体制の強化をめざすことが課題になる．

2. 認知行動療法に関する改定のポイント

2016年度診療報酬改定において，医師の指示のもと，一定の知識・経験を有する専任の看護師が実施する認知行動療法に関する評価が，「認知療法・認知行動療法3」として新設された．ところが中医協の議論（第364回）において示された資料では，認知療法・認知行動療法3の診療報酬の算定回数が0回という状況であった（2016年6月，医療課調べ）．

同資料によると，当該報酬の届出医療機関数も0であることもふまえると，創設時の算定要件および施設基準のハードルが高く，医療機関はまったく手が出せない状況であることが注目されている．

そこで2018年度診療報酬改定の論点（第364回）では，そのような算定実績等をふまえて，医師が看護師と共同して効果的・効率的に認知行動療法を提供する観点から，認知療法・認知行動療法の専任の看護師に係る要件を見直す方向性が示されている．要件を緩和する方向性は臨床にとって有意義な見直しになると思われるが，ポイントは要件緩和の内容である．これまでの議論の整理（案）では，看護師の研修要件を見直すと限定的な要件緩和の方向性が明記されている．しかし，臨床からは研修要件よりも看護師の経験（120回以上の同席経験）や実施後の指導（録画・録音等）にかかわる施設基準などが厳しすぎるという声も聞かれるため，研修要件以外の施設基準に関する見直しも期待されるところである．

おわりに

地域包括ケアシステムの構築に向けて，地域住民の精神的健康に関する多様なニーズに対応するためには，精神科看護が入院部門から外来・在宅部門まで，継続看護が提供できる仕組みの創設が必要である．これまでは入院部門と在宅部門（訪問看護）の診療報酬の検討がおこなわれてきているが，今後は外来における看護活動を評価する仕組みについても検討が求められる．

文献

1) 個別事項（その4）について：中央社会保険医療協議会総会（第364回）資料，厚生労働省，平成29年10月18日
2) これまでの議論の整理（案）について：中央社会保険医療協議会総会（第383回）資料，厚生労働省，平成30年1月12日

次号・6月号 (vol.8 no.2) 予告　2018年6月15日発行

OVERVIEW

向精神薬の適切な処方に向けたわが国の課題

押淵　伸英（JCHO東京新宿メディカルセンター精神科，東京女子医科大学医学部精神医学）

EXPERT OPINION

診療報酬改定における
向精神薬（抗不安薬，睡眠薬処）のあり方

小田　陽彦（兵庫県立ひょうごこころの医療センター）

STRATEGY

1) うつ病を伴う不眠症治療
　　―適正処方を見据えた薬剤の選択と使い方

栗山　健一（滋賀医科大学精神医学講座）

2) うつ病におけるベンゾジアゼピン系薬剤の選択と用い方

稲田　健（東京女子医科大学医学部精神医学）

Depression Strategy
うつ病治療の新たなストラテジー

vol.8 no.1　2018

定価　（本体 1,000 円＋税）

2018年3月15日発行

監　修　小山　司
発行者　鯨岡　哲
発行所　株式会社　先端医学社
　〒103-0007　東京都中央区日本橋浜町 2-17-8
　　　　　　　浜町平和ビル
　電　話　03-3667-5656(代)
　ＦＡＸ　03-3667-5657
　郵便振替　00190-0-703930
　http://www.sentan.com
　E-mail:book@sentan.com
印刷所／三報社印刷株式会社

・本誌に掲載する著作物の複製権・翻訳権・上映権・譲渡権・公衆送信権
（送信可能化権を含む）は株式会社先端医学社が保有します．
・JCOPY <（社）出版者著作権管理機構委託出版物>
本誌の無断複写は著作権法上での例外を除き禁じられています．複写
される場合は，そのつど事前に，（社）出版者著作権管理機構（電話 03-3513-
6969, FAX 03-3513-6979, e-mail：info@jcopy.or.jp）の許諾を得てください．